Achselmannstein

bei

Reichenhall.

Eine Bade-Skizze

von

Dr. med. Alexander Göschen.

(Besonderer Abdruck aus Göschen's „Deutscher Klinik.")

Berlin, 1857.
Druck und Verlag von Georg Reimer.

Meinen Reichenhaller Freunden

alten, die ich fand, neuen, die ich erwarb

widme ich

diese anspruchslosen Blätter

als

Zeichen der Erinnerung

an

mir unvergessliche Stunden.

Vorwort.

Man erwarte in den folgenden Blättern keine Badeschrift, die eingehend die Wirkung der in Achselmannstein gebotenen Heilmittel zur Notiz für Collegen, zur Belehrung für Laien bespricht; die alle möglichen Krankheiten aufzählt, gegen die dieselben heilsam sind oder sein sollen. Ganz allgemein will ich nur auf die Vorzüge eines Badeorts aufmerksam machen, der den schnell erworbenen Ruf in so hohem Maafse verdient, will so diesen Ruf selbst noch verbreiten helfen. Ich bringe damit einen Zoll der Dankbarkeit dem schönen Achselmannstein, in dem ich den ersten Grund zu gänzlicher Herstellung von schwerer acuter Krankheit legte. Was an practischen Winken bezüglich der Kur eingestreut ist, möge der freundliche Leser, Arzt oder Laie, mit in Kauf nehmen. Von solch bescheidenem Standpunkt aus bitte ich das Nachstehende zu beurtheilen. Wer dieses Vorwort gelesen, wird in seinen Erwartungen nicht grofs getäuscht sein; wer es überschlug und nun seine Rechnung nicht findet, der erinnere sich, dafs man Vorreden schreibt, damit sie zuerst gelesen werden, und nehme die Schuld der erlittenen Täuschung geduldig auf sich.

Berlin, den 27. Mai 1857.

Dr. Göschen.

Man hört gar häufig aus dem Munde der Laien das Urtheil, „dieses oder jenes Bad, diese oder jene Kur seien recht in der Mode, und unbegreiflicher Weise sendeten die Aerzte nach anderen Kurorten und Heilquellen eine viel geringere Anzahl Kranker als sonst". Die Sache ist richtig, der Grund aber ein falscher. Nicht die blosse Mode macht es aus, sondern die Eigenthümlichkeiten des Krankheits-Charakters, der nicht selten von Jahrzehnt schon zu Jahrzehnt sich ändert, in seiner Abhängigkeit von den gesammten Lebensgestaltungen der jeweiligen Generation, von den Abweichungen in den tellurischen Verhältnissen etc., die denn wieder auf die Constitution der Individuen so wesentlich rückwirken. Noch ein anderes Moment aber hat sich in den letzten 20 Jahren in Deutschland geltend gemacht, und das ist ein durchaus unmedicinisches, wir meinen den erleichterten Verkehr, der es den Aerzten möglich macht, Kurarten in allgemeine Anwendung zu bringen, die früher nur ganz in Ausnahmefällen mal vorgeschlagen werden durften. Wir wollen hier gar nicht an Reisen nach Sicilien, Madeira, Aegypten erinnern, wie sie doch auch bereits anfangen, nicht mehr zu den äussersten Seltenheiten zu gehören. Welcher Arzt aber hätte bis zum Anfang der vierziger Jahre seinen Clienten auch nur ohne Weiteres zugemuthet, mit Sack und Pack einen Tyroler oder Schweizer Kurort zu besuchen, weil die scrophulösen Kinder den Gebrauch desselben nöthig hatten? Wer hätte einem Phthisischen in vorgerücktem Stadium, das aber immerhin noch einen Aufhalt des Verlaufs frei liess; einem kaum von schwerer Krankheit Genesenen das Gleiche anempfohlen, ohne sich der Gefahr entschiedenster Verwerfung seines Vorschlages auszusetzen? In dem einen Falle, weil die Mittel zur Reise nicht zu erschwingen, im andern weil die Lasten der langen, beschwerlichen Reise in keinem Verhältnisse erschienen zu dem, was durch die vorgeschlagene Kur möglicher Weise an Vortheilen zu erreichen stand. Es passten derartige Vorschläge eben nur ausnahmsweise. Jetzt, wo die Reisekosten so verringert, wo die Beschwerden auch der grössesten Route leicht auf das Minimum reducirt werden können, wo die Rückbleibenden mit den entfernten Lieben im schnellsten Verkehr zu bleiben vermögen, und so die Sorgen um sie sich wesentlich vermindern; jetzt endlich, wo das Reisen, durch alles das so leicht, in allen Schichten der Gesellschaft zur Gewohnheit geworden ist, darf der Arzt gar Manches anrathen, woran er früher wohl auch dachte, was in Vorschlag zu bringen er indess sich gar nicht getraute. So drängten sich unter andern denn auch die Molkenanstalten der Schweiz und des bairischen Hochgebirges seit Jahren unter den Kurmitteln in den Vordergrund; nicht damit eine Mode mitgemacht würde, sondern weil sie so überaus häufig indicirt sind und die Kranken nicht mehr, wie sonst, vor ihnen zurückschrecken.

Und wenn nun ganz besonders lebhafter Theilnahme sich die Molkenanstalten erfreuen, welche gleichzeitig Gelegenheit zum Gebrauch kräftiger Soolbäder bieten, so geschieht es wieder, weil diese gegenwärtig einen unschätzbaren Theil unseres Heilapparates ausmachen. Unter den Molkenanstalten, die beide Heilmittel, Molken und Soolbad, gewähren, hat sich in den letzten Jahren Achselmannstein bei Reichenhall im bairischen Hochgebirge hervorgethan, und ist merkwürdiger Weise namentlich für den Norden von grösster Bedeutung geworden. Man trifft dort in der That mit mehr Pommern und Mecklenburgern, Berlinern, Hamburgern, Lübeckern, Bremern, Sachsen etc. zusammen, als mit Baiern und anderen Süddeutschen, ja vielleicht sind die letzteren durch die Nordländer vertrieben worden, und ziehen ein ganz einfaches Stillleben in den kleinen Badeörtchen, deren es eine grosse Anzahl im bairischen Gebirge giebt, dem immerhin schon etwas lebhafteren Badetreiben Achselmannsteins vor. Achselmannstein aber verdient den raschen Aufschwung, der ihm geworden, im vollen Maasse, da es neben der schönsten Gegend, der herrlichsten Gebirgsluft eine vortreffliche Molke, ein sehr kräftiges Soolbad, einen ausgezeichneten Kräutersaft als Kurmittel gewährt und man ausserdem Alles dort antrifft, was einen längeren Aufenthalt angenehm macht, ohne dass man über manche Widerwärtigkeit grossartigen Badelebens, über enorme Preise etc. zu klagen brauchte.

Das Hauptverdienst, Achselmannstein zu seiner jetzigen Bedeutung erhoben zu haben, kommt dem Besitzer des Kur- und Badehauses, dem vormaligen sächsischen Zoll-Inspector Hrn. Rinck zu. Er gehörte nämlich als Schwiegersohn zu den Erben des Ober-Berg- und Salinenraths v. Reiner, welcher nach einem grossen Brande, der 1834 Reichenhall heimsuchte, die Brandstätte des ehemaligen Schlösschens Achselmannstein an sich gekauft und ein Wohnhaus darauf errichtet hatte. Die Erben nun erhielten 1846 von der Regierung die Erlaubniss, auf ihrem Grundstück eine Molkenanstalt zu errichten. Ein besonders glückliches Ereigniss für diese war es, dass des jetzt regierenden Königs von Baiern Majestät 1848 dort durch mehrere Wochen die Soolbäder gebrauchte; es verhalf der jungen Anstalt zu raschem Aufschwunge. Der Inspector Rinck, in dessen alleinigen Besitz Achselmannstein im Jahre 1852 überging, hat dann mit unermüdlichem Eifer, unter grossen Opfern und Sorgen, von Jahr zu Jahr danach gestrebt, die Einrichtungen des Kur- und Badehauses wie der gesammten Anstalt zu vervollkommnen und zu erweitern. Wenn er hierbei freilich auf mannigfache Weise zuvorkommend von der bairischen Regierung unterstützt wurde, so lasteten doch

Verantwortlichkeit und Risico schliesslich allein auf ihm, da Achselmannstein Privateigenthum blieb. Die Zahl der Gäste wurde bald eine so grosse, dass das Kurhaus für ihre Unterbringung nicht mehr genügte. Die Bewohner Reichenhalls, wie des östlich dicht an Achselmannstein grenzenden Dorfes St. Zeno fanden darin den Impuls, ihre Häuser zur Aufnahme von Fremden in Stand zu setzen, und so wuchs mit dem Zudrange der Gäste die Zahl der Wohnungen der Art, dass für die diesjährige Saison ausser dem Kurhause des Hrn. Rinck bereits 500 Quartiere beim Landgericht vorgemerkt sind. Dass mit der grossen Zahl Fremder, die Reichenhall nun seit einer Reihe von Jahren für Wochen sich zum Aufenthalt wählen, mit den vielen Tausenden, die sie dort verzehren, der Stadt und der ganzen Umgegend eine ergiebige Quelle der Wohlhabenheit eröffnet ist, ergiebt sich von selbst, und wollen wir nur wünschen, dass diese Quelle auch dauernd genutzt wird und die Reichenhaller nicht in den Fehler der Bewohner mancher anderer Badeörter verfallen, die, was leicht gewonnen, eben so leicht zerrinnen lassen. Fliessen gemacht aber hat diese Quelle auch für die Ein- und Umwohner Reichenhall's ohne alle Frage Hr. Rinck, und man sollte deshalb meinen, dass ihm in reichlichstem Maasse der Dank Aller zuflösse. Das aber ist nicht recht der Fall. Es liegt leider in der menschlichen Natur eine gar zu grosse Anlage zu Neid und Missgunst, und dazu kommt noch, dass der scheinbare Erfolg vorzugsweise in die Wagschale geworfen zu werden pflegt. Dass der Hr. Rinck jetzt im Besitz eines grossen Kurhauses, einer guten Badeanstalt, einer tüchtigen Molkerei, eines hübschen Gartens etc. etc. ist, das sticht seiner nächsten Umgebung wohl in die Augen. Mit welchen Opfern, welchen Sorgen er das Alles hergerichtet hat, dass die so unverhältnissmässig rasche Entwickelung die Erhaltung besonders erschwert, dass der Mann eine gute und ehrenvolle Stellung um seines Etablissements willen aufgegeben hat, dass, um für alles das zu entschädigen, viele Jahre erforderlich sind, das wird schon jetzt vergessen, wie man schon jetzt den Rückschlag, den das schnelle Gedeihen Achselmannsteins auf Reichenhall und Umgegend übte, mehr sich selbst zuschreiben möchte, als ihm. Viel trägt dazu bei, dass Hr. Rinck einen grossen Fehler hat, den er mit dem besten Willen nicht zu repariren vermag: Deutscher ist er freilich, aber er ist ein deutscher Sachse und nicht ein deutscher Baier, und dass nun gerade ein Ausländer, wenn er auch bereits viele Jahre unter ihnen wohnte, wie man zu sagen pflegt, „den Vogel abgeschossen“ hat, das macht das Aergerniss doppelt. Nicht ohne Grund habe ich mir diesen kleinen Hinweis auf die persönlichen Verhältnisse des Hrn. Rinck hier erlaubt. Die mancherlei Anfeindungen, deren Gegenstand er ist, haben entschieden nachtheilige Folgen nicht allein für ihn, auch für die Fremden bereits gehabt und drohen deren noch mehrere zu kommen. Dies zur Sprache zu bringen, wird mir um deshalb schwer, weil ich die bairischen Gesetze zu wenig kenne, um zu wissen, ob dem Uebelstande, den ich im Sinne habe, abzuhelfen ist, oder nicht. Ich meine nämlich, dass für einen Badeort man das Princip freier Concurrenz nicht ohne Nachtheil für das Publicum in Anwendung bringen kann. Hat man einmal, wo der Staat nicht Besitzer ist, für eine Badeanstalt die nöthige Concession ertheilt, so soll man im öffentlichen Interesse sie auf alle Weise fördern, sie einer recht strengen Controlle unterwerfen, vor Concurrenz aber auch möglichst schützen. Ich wende der Deutlichkeit halber diesen allgemeinen Satz gleich auf den vorliegenden Fall an. Der Besitzer von Achselmannstein hat, aufgemuntert und unterstützt in seinem Streben durch die Regierung, in einer Weise, wie es gewiss selten einem Privatmann in so wenigen Jahren gelingt, eine Bade- und Molkenanstalt mit den nöthigen Räumlichkeiten etc. hergestellt, ein Kurhaus ausgebaut, die Gartenanlagen erweitert u. s. f. Die Zeit, die wohlverdienten Früchte, die zu reifen gar Vieles gekostet, zu brechen, ist nun erst gekommen, damit aber auch ihm die Möglichkeit geboten, fernerhin Weiteres zum Besten seiner Anstalt, d. h. der hülfesuchenden Fremden, zu thun. Dazu aber ist es dringend erforderlich, die Anstalt ferner zu schützen und zu unterstützen. Nicht materiell, denn sie wird sich von jetzt an rentiren, nur dadurch, dass man sie in den bisherigen Rechten lässt, ihr nicht Concurrenzen schafft, die die Rentabilität beeinträchtigen. Fast scheint es, als solle in Bezug auf Achselmannstein dies Princip nicht befolgt werden; schon jetzt erwachsen dem Besitzer Concurrenzen mancher Art, und, wie es scheint, weil gegen Hrn. Rinck gerade von Reichenhall aus intriguirt wird. Ich denke hier nicht an die zweite Badeanstalt in Kirchberg, gegen die am wenigsten zu machen sein dürfte, und die als Badeanstalt nicht so gefährlich, da ihr die Edelquelle abgeht, ich habe die Molken im Sinne. Die Errichtung einer Molkerei erfordert die Acquisition eines bedeutenden Grundstücks; die Beschaffung guter Ziegen in genügender Anzahl, die Anstellung eines tüchtigen Molkensieders sind Dinge, die in jedem Jahre neue und bedeutende Geldopfer erheischen. Sollen sich die angelegten Kapitale auch nur einigermassen verzinsen, so muss der Absatz ein möglichst bedeutender, vor Allem ein gesicherter sein. Viel Seide ist dabei überall nicht zu spinnen. Wenn nun aber neben der eigentlichen Anstalt Achselmannstein von jedwedem, der ein paar Ziegen hält, Molke geschenkt wird, und man nun ausserdem noch wieder andere förmliche Molkereien concessionirt, so wird jene nicht ordentlich fortbestehen, diese nicht genügend sich entwickeln können, da die Zahl der Consumenten, selbst wenn sie noch bedeutend steigt, dafür nicht ausreichend genug ist. Wer aber wird den Schaden haben? das Publicum; denn über lang oder kurz wird der Fabrication der Molken nicht mehr die nöthige Sorgfalt zugewandt werden; das Publicum aber ist hier von doppelter Bedeutung, weil es ein krankes ist. Es kommt noch ein Anderes in Betracht. In jeder Molkenanstalt fällt die Molke tageweis mal weniger gut aus. Hieran kann die Witterung, namentlich durch starke Gewitter, Schuld haben, es kann bei dem Sieden, bei dem Transport etc. irgend ein Versehen stattfinden, kurz das Factum ist nicht zu leugnen und wiederholt sich überall. Nun theilen sich bekanntlich Badegäste alle kleinen Tagesereignisse mit. In der Molkenanstalt A. war zufällig die

Molke heute mal nicht ganz gut, die Besucher derselben klagen darüber gegen die der Anstalt B.; diese haben vortreffliche Molke gehabt, sagen das auch wohl nur, weil jene klagen, und der Erfolg ist, dass morgen eine Anzahl der Gäste der Anstalt A. nach der Anstalt B. läuft, bis dieser nach wenigen Tagen vielleicht ganz dasselbe passirt. Ausfälle dieser Art, wenn sie sich wiederholen, kann aber eine Molkenanstalt, die in wenigen Monaten sich rentiren soll, nicht ertragen; der Erfolg wird wieder sein, dass die Besitzer das nöthige Interesse verlieren, die nöthige Sorgfalt sich mindert. Hat man an einem Badeorte eine grosse Molkerei, so mache man dagegen von dem Recht der Controlle den allerschärfsten Gebrauch. In Achselmannstein wurde schon immer die Molke von einem Bevollmächtigten jeden Morgen geprüft; es war das aber im letzten Jahre eine kurze Zeit lang nicht mit gehöriger Energie geschehen, und so hatten sich die Klagen über den unregelmässigen Ausfall gemehrt. Da nahm der vorjährige Bade-Commissär, Hr. Graf Luxburg, die Sache in die Hand, und der Molkensieder, an dem die Schuld, wenn nicht an der Witterung, allein lag, wurde für jeden vorkommenden Fall mit Strafe bedroht. Seitdem hörten alle Klagen auf. Strafen, selbst bis zum Weggiessen der ganzen Molke, wenn sie in der That schlecht ist, setze man fest, wie man will; es wird sich das der Besitzer einer Anstalt im eigenen Interesse gern gefallen lassen, und es bleibe hierbei nicht unerwähnt, dass im letztgedachten Falle es für die Kranken immerhin besser ist, mal einen Tag zu überschlagen, als schlechte Molke zu trinken. Auch diese Controlle aber wird, wo mehrere Molkereien nebeneinander bestehen, erschwert, und namentlich wird es an Bedenken nicht fehlen, ob sie stets sine ira et studio geübt wird. Nur nebenbei sei noch gefragt, ob es ganz der Billigkeit gemäss erscheint, dass plötzlich an der Haupternte Solche Theil haben sollen, die von der Sorge sich bis heute frei zu halten wussten. Die Aehrenlese ist ohnehin für alle Reichenhaller noch reich genug. [1]) Ich will bei dieser Gelegenheit den freundlichen Leser nochmals daran erinnern, dass ich über die Verhältnisse Achselmannsteins nicht nach Hörensagen urtheile, sondern gestützt auf eigene genaue Erfahrung und Beobachtung während eines vierwöchentlichen Aufenthaltes daselbst im vergangenen Sommer. Dass ich es hier aber nur mit der Sache, nicht mit Personen zu thun habe, das brauche ich, der ich selbstverständlich keinen Parteistandpunkt haben kann, nicht erst zu versichern. Was ich in diesen Zeilen sage, wird mir durch ein leb-

[1]) Die Concurrenzfrage betreffend, so liegt die Analogie mit den Apotheken nahe. Aus der Idee, dass es dem Publicum schliesslich zu Gute komme, wenn der Apothekenbetrieb recht rentabel sei, ging das Princip der Privilegirung in vielen Staaten hervor, das freilich früher oft in gar zu enge Schranken gebannt wurde. Das aber steht noch heute fest, dass das kranke Publicum in den Ländern sich am besten steht, wo man mit den Concessionen in Bezug auf Apotheken nicht zu freigebig ist, dass es in Ländern dagegen am schlechtesten fährt, wo freie Concurrenz an jeder Strassenecke Pharmacien erstehen lässt. Habe ich in einer solchen doch gesehen, dass lange Zeit statt des geisteskranken Mannes seine Frau dispensirte.

haftes Interesse für die Kuranstalt Achselmannstein, um ihrer Vortrefflichkeit willen, in die Feder dictirt, und weiter durch das Interesse, was ich überhaupt an vaterländischen Bädern nehme. Gerade weil man dem, was über eine Kuranstalt Lobenswerthes ein Unparteiischer berichtet, mehr Gewicht beizulegen pflegt, als dem, was näher betheiligte Aerzte sagen, schreibe ich, nachdem ich es kennen gelernt, über Achselmannstein, über das schon früher in der Deutschen Klinik (1856. No. 22) von meinem hochverehrten Freunde Radius kurz berichtet wurde.

Was die Reise nach Achselmannstein für alle die, die München zu passiren haben, anlangt, so ist sie bis zu dieser Residenz hinlänglich bekannt. Wer sie von hier aus mit der nöthigen Bequemlichkeit fortsetzen will, thut am besten, einen Hauderer zu nehmen, der ihn dann in zwei Tagen an Ort und Stelle bringt, mag er nun die Tour über Rosenheim oder Wasserburg wählen. Mir sind beide bekannt geworden, da ich jene auf dem Rückwege, diese auf der Hinreise wählte. Wenn ich der letzteren den Vorzug gebe, so geschieht es, weil man auf ihr am ersten Reisetage den überaus schönen und pittoresken Anblick von Wasserburg geniesst, einer Stadt, die der stattliche Inn, nur eine schmale Landzunge übrig lassend, umgürtet; am zweiten aber schon einen grossen Theil des romantischen bairischen Gebirges durchzieht und von einem der schönsten Punkte um Reichenhall, dem Mauthhäusl aus in das Thal hineinfährt, das man für einige Wochen zu seinem Wohnsitz erkoren. Ein vortreffliches Nachtquartier findet man im Posthause zu Frabertsham, von wo aus ich andern Morgens auf Rath Münchener Freunde, mit Umgehung Traunsteins, einen directen Weg zum Chiemsee einschlug. Die Beschwerlichkeit des Weges, die mein lustiger und durchtriebener Vetturin gegen diese Abweichung von der Norm geltend machte, bestand wohl nur in seinem Kopfe, in dem sich die Idee eines Extra-Trinkgeldes zur fixen gestaltet hatte. Ich konnte wenigstens nachher nichts Sonderliches davon entdecken. Es bietet aber dieser Richtweg den Vortheil, dass man in dem reizend gelegenen Badeort Siegsdorf das Mittagsmahl einnimmt, und zwar in dem Belvedere des Gasthauses, von wo man eine köstliche Aussicht in das liebliche Gebirgsthal in Kauf bekommt. Im weitern Verlauf passirt man dann das romantische Inzell und fährt auf einer berühmten Kunststrasse über das schon erwähnte Mauthhäusl nach Reichenhall. Der Weg über Rosenheim schlängelt sich mehr längs des Gebirges hin und bietet so den Vortheil, dass der Reisende erst in nächster Nähe von Reichenhall gewahr wird, welch grossartige Natur ihn dort erwartet. Verschiedene allerliebste Städtchen passirt man auf diesem Wege, die zum Theil mit den flachen Dächern ihrer Häuser schon einen ganz südlichen Eindruck machen. Am allgemeinsten findet man freilich diese Bauart auf der Inn-Insel Wasserburg der andern Tour. Für meinen Hauderer, der von einem Münchener Freunde behandelt war, habe ich 32 Gld. bezahlt, ein Preis, der sich für Fremde wohl bis auf 36 Gld. steigert. Wem aber 40 Gld. und mehr abgefordert werden, kann sich als geprellt betrachten, und thut, wenn er nicht zu viel Gepäck hat, besser, mit Extrapost zu fahren, die, wenn ich nicht irre, etwa 44 Gld. zu stehen kommt. Uebrigens sind die zweispännigen Wagen viersitzig und haben hinlänglichen Raum für Gepäck. Auch Einspänner sind zu haben. Von Reichenhall rückwärts pflegen sich die Preise des Fuhrwerks etwas höher zu stellen. Im vorigen Sommer gingen zwei Mal des Tages Eilwagen von München nach Reichenhall, Abends um 11 Uhr und Mittags um 1 Uhr; jener über Wasserburg traf in Reichenhall andern Nachmittags um 4 Uhr ein, dieser über Rosenheim andern Morgens zwischen 6 und 7 Uhr. Rückwärts fährt man entweder Abends um $6^1/_2$ Uhr oder Morgens um 6 Uhr aus Reichenhall. Der Tarif für diese Tour beträgt beiläufig 10 Gld. Finden sich 4 Personen zusammen, so wird ihnen auch ein Postwagen als Separatwagen gegeben ohne Erhöhung des Preises. Ausserdem fehlt es nicht an verschiedenen Omnibus-Verbindungen zwischen München und Reichenhall.

Wem die Wahl frei steht, der thut ohne alle Frage am besten, im Kurhause Quartier zu nehmen, wo er Alles, dessen er bedarf, beisammen findet. Das Läuten einer Glocke meldet ihm Morgens die Ankunft der Molke; der Garten oder bei schlechtem Wetter die Halle und der Molkensaal bieten hinlänglichen Raum zur Promenade zwischen den einzelnen Bechern. Wer vor dem Molkentrinken sein Bad nimmt, kann im Negligé, und ohne auch nur einen Hof zu passiren, dasselbe erreichen, und demnächst unmittelbar aus den Badezimmern den Molkensaal betreten. Nach gethaner Arbeit hat man die Wahl, das vortreffliche Frühstück im eigenen Zimmer, im Conversations- oder Rauchzimmer, in der Halle oder ganz im Freien einzunehmen. Später wird im Molkensaal auch der Kräutersaft kredenzt, und Mittags ist im Kurhause die belebteste und beste Table d'hôte, indess kann man auch auf dem Zimmer essen. Wieder sammeln sich im Garten oder in der Halle Nachmittags die Bewohner des Kurhauses und andere um die Kaffeetische, und Abends wird à la carte im Speisesaal soupirt. Um etwas in's Einzelne zu gehen, so findet man im Kurhause, je nach dem Bedürfniss, kleinere und grössere Zimmer, einzelne und mehrere bei einander, alle gut eingerichtet, alle mit schöner Aussicht auf das Gebirg, mit guten Betten und durchaus gesund. Die Treppen sind bequem, die Corridors breit und luftig, die Bedienung besser, als in manchem grossen Hôtel. Der Mittagstisch ist für den sehr mässigen Preis von 48 Xr. gut genug und jedenfalls der beste, den man in Reichenhall findet. Dass der Nordländer nicht eine Table d'hôte findet, wie in Hamburg, Berlin, Hannover etc., nun das versteht sich ebenso von selbst, als dass ihm manche Speise, weil sie der Landessitte gemäss anders zubereitet wird, als bei ihm zu Hause, nicht so mundet. Geklagt wird natürlich, aber das scheint mit zu der Unterhaltung in den Bädern zu gehören, denn, offen gestanden, ich bin kaum, wenn ich einzelne Spiel-Bäder ausnehme, an einer Bade-Table-d'hôte gewesen, wo nicht über das Essen raisonnirt wäre. Am wenigsten Grund hat man dazu in Achselmannstein gewiss, weil, wie schon bemerkt, der Preis so überaus gering, nebenbei aber Alles sehr schwer zu beschaffen ist, und ausserdem eine Flasche Wein über Tisch eine Avis rarissima ist, während es doch hinlänglich bekannt, dass der Wirth eigentlich am Wein profitiren muss, was er am Essen zusetzt. Hier aber trinkt jedweder, statt Wein, ein vortreffliches Bier aus der berühmten Brauerei in Stein, und auch dieses nur in dem bescheidenen Maasse, wie es sich für Kurgäste eignet. Des Abends speist man à la carte recht gut. Eine grosse Annehmlichkeit haben die Bewohner des Kurhauses darin, dass sie, wie schon angedeutet, den ganzen Tag im Freien zubringen können, auch sind die Bäume des Gartens nach gerade so herangewachsen, dass man schöne schattige Plätze genug findet, und meint es die Sonne zu gut, so bietet ein langer Laubengang sicher gegen sie vollen Schutz. Dieser Vortheil ist um so mehr in Anschlag zu bringen, als die Mittagsstunden, wie in allen Gebirgsthälern, so auch in Achselmannstein, auch zu kleineren Spaziergängen leicht gar zu drückend heiss sind. Füge ich zu allem Gesagten noch hinzu, dass Hr. Inspector Rinck für alle Bedürfnisse des Fremden in der That sehr mässige Preise gestellt hat, so darf man sich nicht wundern, dass ich sein Etablissement, in dem man jedenfalls den höchsten Comfort findet, den Reichenhall zu bieten für jetzt im Stande ist, vorzugsweise empfehle. Der Zudrang zu ihm ist nun auch so gross, dass es nöthig ist, die Bestellungen der Zimmer recht zeitig zu machen, und gilt das namentlich von den Monaten Juni, Juli, August. Ich will hier auf einen Punkt aufmerksam machen, dessen Nichtkenntniss einigen meiner Bekannten im vorigen Jahre von Nachtheil war. Man muss nämlich die Wohnung von einem bestimmten Tage an bestellen und verliert das Anrecht auf sie, wenn man länger als 3 Tage über den bestimmten Termin hinaus ausbleibt. Wessen Ankunft sich also verzögert, der melde es, wenn er der Wohnung sicher sein will.

Für diejenigen nun, die im Kurhause Achselmannstein Unterkunft nicht finden, sind, wie oben bereits hervorgehoben, noch andere Wohnungen zu haben, und ist Hr. Rinck jederzeit so gefällig, unter diesen für Fremde passende auszusuchen und auf Wunsch im voraus zu bestellen, sei es nun in der Stadt selbst, sei es in dem schönen Gebäude dem Kurhause vis-à-vis oder in St. Zeno, in welch letzterem besonders gesucht die wenigen Quartiere im Kloster sind. Auch in der Stadt gewähren viele Häuser schöne Aussichten, und findet man Unterkommen zu den verschiedensten Preisen und mit ihnen entsprechenden Einrichtungen. Wer darauf rechnet, seine Zeit viel im Kurhause zuzubringen, wer dort Mittag- und Abendbrod, Kaffee etc. zu nehmen gedenkt, wer badet, der Saline nahe sein will etc., der wird gut thun, sein Quartier möglichst nahe Achselmannstein zu nehmen, damit ihm der öfter zu machende weitere Weg nicht lästig wird. Drei Etablissements in Reichenhall verdienen noch besonders erwähnt zu werden; es sind die drei grösseren Gasthäuser: der Löwen-Bräu, der Kaltner-Bräu und die Krone oder Post, die alle drei eine grosse Menge Zimmer verschiedenster Grösse und Einrichtungen und eine besuchte Table d'hôte bieten, die, wenn nicht ganz so gut, wie im Kurhause, dafür auch noch billiger ist, und die, soviel ich weiss, auch ausser Hause Essen abgeben. Dasselbe thut der Hoferwirth in St. Zeno, der auch im eigenen Gasthause Zimmer ablässt und ausserdem die im Kloster hergerichteten vermiethet. Wer weder in Achselmannstein, noch in Reichenhall oder St. Zeno Quartier findet, wird sich nach Kirchberg wenden müssen, einer zweiten Badeanstalt, die auf dem Wege nach dem Mauthhäusl, also von Achselmannstein aus jenseits Reichenhalls, etwa 10 Minuten von letzterem entfernt, liegt. Wer hier im Badehause oder in den Häusern in seiner Umgebung seine Laren aufrichtet, wird denn auch hier seine Molken trinken, seine Bäder (die Edelquelle fehlt) nehmen, sein Leben sich einrichten müssen; die Bewohner Kirchbergs bilden somit eine kleine Colonie für sich, kommen aber jedenfalls Nachmittags und Abends in lebhafteren Verkehr mit den Achselmannsteinern, da das Kirchberger Badehaus für diese einen beliebten Zielpunkt kleinerer Spaziergänge bildet, in dem man gern Nachmittags seinen Kaffee oder seine „Jause" (Vesperbrod) nimmt. Uebrigens bekommt man in Kirchberg auf Bestellung ein recht gutes Diner, das nach der Table d'hôte Stunde, bei schönem Wetter auch in der Halle, also halb im Freien, servirt wird. Beiläufig sei bemerkt, dass Kirchberg sich einer eigenen Mineralquelle rühmt, ein schwach alkalisches Wasser, das den Soolbädern zugesetzt wird, und das, wie ich hörte, einzelne Gäste auch trinken sollen.

Pass-Scherereien kennt man natürlich in Reichenhall nicht. Man kommt und geht, wie man will. Nur Eines ist jedem Reisenden zu rathen, nämlich sich durch seinen Wirth eine Aufenthaltskarte besorgen zu lassen, damit er, wenn er sich plötzlich zu einer Ausflucht nach Salzburg entschliesst, sie zur Hand hat und nicht seinen Pass oder Passkarte mitnehmen muss. Letzteres bereitet ihm bei der österreichischen Thorwache unvorhergesehene Umstände und hat schon Manchem ein paar Stunden, die er für Salzburg recht nöthig brauchte, gekostet. Nach Unken, in entgegengesetzter Richtung auf österreichischem Gebiet, bedarf man keiner weiteren Legitimation. Von der Beschaffung solcher Karten in Reichenhall hat man, wie gesagt, keinerlei Unbequemlichkeit oder Kosten.

In früheren Jahren habe ich mancherlei Klagen über die Postverbindungen mit Reichenhall und die Postanstalt daselbst gehört. Diese sind als gehoben zu betrachten, insofern die Briefe aus dem Norden Deutschlands entschieden in kürzerer Zeit ihr Ziel erreichen und an Ort und Stelle rasch und pünktlich ausgetheilt werden. Zwischen denjenigen, die ihre Briefe selbst abholen, oder sonst öfter im Postbüreau zu thun haben, und den Beamten bildet sich sogar ein patriarchalisches Vertrauensverhältniss, wie man es selten bei Postbeamten antrifft. Man wird wahrhaft zuvorkommend behandelt. Es ist das ein Vorzug, den Reichenhall vor vielen Bädern hat und der wohl zu schätzen ist.

Der Aufenthalt in Reichenhall ist überreich an Genüssen. Wenn es auch keine Spielbank hier giebt, keine Bälle und grossartige Réunions, wenn man sich auch nicht auf sauber gehaltenen Promenaden bewegt, um schöne Toiletten zu bewundern oder bewundern zu lassen, so hat dagegen die Natur die Fülle ihrer Reize in so hohem Grade auf dieses schöne Gebirge ausgegossen, dass selbst der für sie noch so wenig Empfängliche davon ergriffen werden wird. Das Saalachthal, so heisst nach der es rasch durchfliessenden Saalach das Thal, in dem Reichenhall mit seiner Badeanstalt Achselmannstein liegt, wird im Norden von dem Staufengebirge begrenzt, dessen äusserste Spitze ein mächtiges Kreuz bezeichnet. Ihm gegenüber erheben sich im Südwesten die wundersam geformte Reiteralpe, südöstlich der Untersberg, diese mächtige Bergmasse, die sich zwischen Salzburg, Reichenhall, Berchtesgaden so eingeschoben hat, dass jedes der drei sie sein nennt. Sehr schön strebt westlich über St. Pankraz und der Ruine Karlstein das Gebirge zu immer höheren Stufen heran, deren höchste hinter der Reiteralpe die beiden kolossalen Spitzen des Lofergebirges bilden. Ganz im Süden grenzt das Thal das Lattengebirge ab und im Osten erweitert es sich in die Ebene hinaus, die jenseits des Saalachthales nach Salzburg sich erstreckt. Achselmannstein bietet durch seine Lage den Vortheil, dass es in nächster Nähe die angenehmsten Spaziergänge gewährt, zu weiteren lohnendsten Ausflügen reiche Gelegenheit giebt und den Rüstigen gestattet, auch die grossartigste Alpennatur gründlich kennen zu lernen. Hierbei sei es mir gestattet, einen diätetischen Wink anzubringen. Durch das grosse Wohlbehagen, das den Nordländer gleich in den ersten Tagen in der wohlthuenden Gebirgsluft erfüllt, möge er sich, wenn er zu ernstlicher Kur hingekommen, nicht von vorn herein zu grösseren Gebirgstouren zu Fuss verleiten lassen. Es folgt dann leicht eine Ueberreizung durch das Ungewohnte der Luft, des Steigens etc., die er Tage lang zu büssen hat und die leicht die Kur für einige Zeit stört. Ich, der ich als Reconvalescent von schwerer Krankheit nach Achselmannstein kam, habe diese Erfahrung leider an mir selbst, ausserdem auch an mehreren meiner Kurgenossen gemacht. Die Partien auf die höheren Alpen, namentlich wenn sie mit dem Uebernachten in einer Sennhütte verknüpft sein müssen, passen überall für wirkliche Kurgäste nicht, und gewiss verdirbt sich manch einer die volle Wirkung der gebrauchten Mittel dadurch, dass er sich zum Schluss seines Aufenthaltes auch für diese grösseren Strapazen kräftig genug wähnt. Man überlasse diese den Gesunden, die nur um eines angenehmen Gebirgslebens willen nach Reichenhall kommen. Auch von diesen aber steht Manchem eine arge Enttäuschung bevor, wenn er aus eigener Anschauung das Leben und Treiben in einer bairischen Sennhütte kennen lernt, das ihm idyllisch von der Bühne aus in seiner nördlichen Vaterstadt bekannt wurde. Hütten und Bewohner entsprechen dem nicht, und wenigstens Damen kommen schwer über die rauhe Wirklichkeit hinweg, die sie statt des allerliebsten Ideals ihrer Phantasie antrafen. Ich vergesse in dieser Beziehung nicht die Erzählungen einer aus Herren und Damen gemischten Gesellschaft von Landsleuten, die sich auf den Wazmann verstiegen und in einer Sennhütte genächtet hatten. Gesunde Männer mögen sich dadurch aber nicht zurückschrecken lassen, denn der Lohn ist gross genug, wie ich mich davon vor 20 Jahren selbst überzeugt habe; Alle die die Kur gebrauchen, warne ich nochmals.

Die nächsten Spaziergänge sind die längs der Salinen und nach St. Zeno, die gewöhnlichen Molkenpromenaden der Kurgäste. Am Ende der ersteren führt ein Wiesensteg zur Saalach und über den Nonnersteg nach dem linken Ufer derselben, wo man dann einen schattigen Spaziergang findet, der, längs der Saalach sich hinschlängelnd zwischen Kirchberg und Reichenhall die Strasse nach dem Mauthhäusl wieder erreicht. Ein anderer lieblicher Weg führt an den südlichen Abhang des Staufen, zunächst zu dem Dörfchen Nonn, in dessen Kirche man sich den gothischen Altar betrachten mag.

Jach hinter Kirchberg ladet, als vorgeschobener Posten des Gebirges, ein keck geformter Kegel zum Besteigen ein. Eine Kapelle ziert seine stumpfe Spitze, und von der Bank vor ihr hat man eine prächtige Aussicht ringsum auf die Berge und weit hinaus in das östlich sich öffnende Thal und auf die Gebirgszüge, die seinen Hintergrund umkränzen.

Gerade entgegengesetzt, hinter St. Zeno, erhebt sich ein anderer kleinerer Gebirgsauslauf, die Königshöhe, ihren Namen davon führend, dass König Max von Baiern sie während seines Reichenhaller Aufenthaltes so gern bestieg. Drei verschiedene Wege führen zu ihr hinauf, und die Aussicht ist auch hier überaus lohnend. Wem es zu beschwerlich, die Höhe zu ersteigen, durchwandert das zu ihr aufsteigende Kirchholz allein.

Dies einige der nächsten Spaziergänge, die wir als die beliebtesten namhaft machen; es giebt deren noch mehrere; sie alle einzeln zu nennen, würde zu weit führen.

Sehen wir uns nach etwas weiteren Nachmittagspartien um, so empfiehlt sich ganz besonders dazu das österreichische Grenzdorf Gross-Gmain, das in südöstlicher Richtung von Achselmannstein auf der Bergeshöhe liegt und nach dem man dreierlei Wege einschlagen kann. Der bequemste von diesen, aber auch sonnenreichste, führt durch einen Theil der Stadt, dann auf der Berchtesgadener Strasse und später durch Felder und Wiesen, und erlaubt einen Abstecher in den reizenden Alpengarten des Lattengebirges, mit schnell fliessendem Bach und Wasserfall. Wer aber grössere Mühen nicht zu scheuen braucht, steige am Ende des Alpgartens weiter dem Gebirg zu und wird durch wahrhaft romantische Blicke reichlich belohnt werden. Zwei andere Wege führen über die Streitbüchl-Höhe oder über St. Zeno durch das Kirchholz nach Gross-Gmain und sind leicht ermüdenden Wanderern mehr zum Zurückweg zu empfehlen. Auf allen drei Wegen erreicht man das Ziel in dreiviertel Stündchen, und hat nun die Wahl, in dem alten Gasthaus gleich hinter der Grenzwacht sich sässig zu machen, oder etwas weiter bei der Kirche vorbei das neue aufzusuchen. Findet man dort bessere Verpflegung, so ist hier die Aussicht in ein liebliches Seitenthal anlockend. Doch da lasse ich mich verleiten, einen Brand in die Reichenhaller Gesellschaft zu schleudern, in der sich meist entschieden zwei Parteien bilden, man könnte sie mit Rücksicht auf die Lage der Gasthäuser, um die es sich handelt, Unter- und Ober-Länder nennen; jede Partei hält streng zur Fahne. Alles das, was ich über Gross-Gmain sage, ist aber für die Kurgäste von besonderem Interesse, denn hierher zieht man gar oft zum Kaffee und Vesper, bei welch letzterem sich die Herren dann ihren „Pfiff" leichten Ungarweins, dessen es ein paar Sorten giebt, nicht entgehen lassen. Man ist ja in Oesterreich und in Oesterreich trinkt man Ungarwein. Die Kirche von Gross-Gmain birgt vier interessante Bilder altdeutscher Schule.

Ganz anderer Art ist der Spaziergang nach Mauthhausen und Staufeneck. Bald hinter St. Zeno geht man durch ein schattiges Gehölz dem rechten Uferdamm der Saalach zu und erreicht auf ihm die Teisendorfer Strasse, der man dann in östlicher Richtung folgt, um bald durch einen vollen Blick auf den Wazmann überrascht zu werden. Hinter dem ersten Gasthofe in Mauthhausen führt links ein Weg durch das Feld dem Schloss Staufeneck zu, dessen Besteigen wenig Kraftaufwand erfordert, und von dem aus man eine reiche Aussicht auf Salzburg und seine weite Umgebung geniesst. Es ist dies ein äusserst angenehmer Spaziergang, der, hin und her mit Musse gemacht, 2½—3 Stunden erfordert. An Bier, Butterbrod und Käse kann man sich dann im Gasthof zu Mauthhausen, vom Schloss zurückkehrend, laben. Auf weitere leibliche Genüsse ist hier nicht zu rechnen.

In gleicher Richtung, aber rechts ab von der Teisendorfer Strasse wird man nach Marzoll geführt, einem Dorf und Schloss mit, wie ich höre, schönen Parkanlagen. Ich kann aus eigener Anschauung nicht urtheilen, weil mich mein Weg nicht dorthin brachte. Es liegt mehr in der Ebene und gewährt von verschiedenen Punkten aus dem Auge einen gar angenehmen Anblick und Ruhepunkt.

Ueber Kirchberg, an St. Pankraz vorbei, gelangt man auf der Münchener Strasse an den Fuss des waldbewachsenen Berges, von dessen Spitze die alte Ruine Karlstein romantisch winkend zu traulichem Besuche einladet. Man klimmt hinan, und zwischen den Trümmern des alten Burghofs wird man nun überrascht durch die schönen Blicke in die nächsten Umgebungen, auf der Bank aber am östlichen Rande der Kuppe durch den vollen Blick auf das Saalachthal und in die sich öffnende Ebene. Am Fuss des Berges rastet man beim Moser- oder Kaitl-Bauer, und hat man neue Kräfte gewonnen, so geht man die Strasse weiter hin nach dem Thumsee, wirft einen Blick links seitwärts auf die Marmormühle, deren Getriebe Marmorkugeln gross und klein in sehenswerther Weise liefert, und erfreut sich dann an dem dunklen Wasser des kleinen Sees, der lieblich umgürtet ist und dessen fast melancholische Stille in den letzten Jahren ein Münchener Naturfreund dadurch mildert, dass er ihn mit übermüthigen Forellen belebt und bevölkert. Zum Rückwege vertausche man hart am Thumsee die Strasse mit einem schattigen Pfade, der uns nördlich um den Karlstein herumführt und dann durch Wiesen erst unweit Kirchberg wieder auf die Chaussée leitet.

Ein weiterer, sehr beliebter Spaziergang ist der zum Molkenbauern. Man überschreitet die Saalachbrücke und wendet sich gleich hinter ihr links dem Müllnerberge zu, um den betretenen Pfad bergan zu steigen, bis man den Bauerhof, und früher noch auf höherer Spitze den zu ihm gehörigen kleinen Tempel gewahrt, der dem Wanderer den Blick in das enge Saalachthal öffnet. Der Molkenbauer ist nebenbei durch seine Milch und seinen Kaffee bei den Kurgästen wohl angeschrieben.

Partien, die Nachmittags meist zu Wagen gemacht werden, sind die nach dem Mauthhäusl, nach Schnaitzlreuth, Jettenberg, Anger, Hammerau. Es sei hierbei vorerst bemerkt, dass es an Geschirren, zum Theil recht bequemen und eleganten, in Reichenhall nicht fehlt und dass die festen Preise mässig normirt sind. Auch Einspänner und grössere Gesellschaftswagen sind zu haben. Die Leute fahren gut und sicher und sind meistens sehr willig und ordentlich. Von den genannten Orten liegen Schnaitzelreuth und Jettenberg südwestlich, Mauthhäusl westlich, Anger und Hammerau östlich von Reichenhall. Die ersteren drei sind so allgemein beliebt, dass wohl schwerlich ein Kurgast Reichenhall verlässt, ohne sie mehr als ein Mal besucht zu haben. Weniger gilt das von den beiden letzteren, und doch verdient namentlich Anger einen Besuch sehr. Man fährt auf der Teisendorfer Strasse nach dem ehemaligen Kloster Högelwörth. Die Augustiner, die früher ihren Sitz hier hatten, sind längst verschwunden und an ihrer Stelle treiben, höchst profan, ihr Wesen rüstige Brauknechte, denn Högelwörth ist seit Jahren eine Brauerei, die vortreffliches Bier liefert, von dem man in der hart am Kloster gelegenen Schenke die nöthige Probe nehmen kann; auch sonst wird man gut in ihr bedient. Eine kurze Fahrt bringt dann nach dem Dorfe Anger, das ein so reizendes Stillleben repräsentirt, wie man es sich nur denken kann. Den breiten Wiesenanger fassen zu beiden Seiten die reinlichsten Häuser ein; gegen Abend findet man vor ihnen die von der Arbeit ruhenden Bewohner, während die Kinder auf dem Anger sich tummeln, und hat man nun, sich über das Alles freuend, das Ende des letzteren erreicht, so verlässt man den Wagen, betritt den stillen, sauber gehaltenen Friedhof und geniesst von ihm aus eine prächtige Aussicht westlich in's Gebirge, östlich in die Salzburger Ebene. Es gehört der Samstag-Abend, den ich in Anger und auf seinem Friedhofe zubrachte, zu den angenehmsten Erinnerungen, die ich von Reichenhall mit fortgenommen habe, und schliesst in sich den Stoff zur lieblichsten Idylle, die in Worte zu fassen ich leider zu wenig Dichter bin. Wer aber irgend Sinn für derartige Eindrücke hat, der versäume die Fahrt nach Anger nicht.

Hammerau, ein bekanntes Hammerwerk, zu sehen, soll sich wohl der Mühe lohnen; ich selbst habe es nicht kennen lernen. Wer sich für technische Anlagen besonders interessirt, kann dann gleichzeitig auch Achthal besuchen, die Eisenerzgrube, die das Rohmaterial für Hammerau liefert.

Noch eine Nachmittagstour ist zu nennen, die aber, wenn man sie ohne grosse Umwege machen will, zu Fuss abzumachen und dann beschwerlich ist; es ist die in die Marmorbrüche am Untersberg. Auch zu dieser bin ich leider nicht gekommen, sie wurde aber von meinen Bekannten als lohnend und lehrreich bezeichnet.

Die weiteren Ausflüge, zu denen das schöne Hochgebirge einladet, sind so weltbekannt, dass ich Weiteres von ihnen zu sagen nicht nöthig habe. Wer nicht aus eigener Anschauung, der kennt aus Erzählungen und Bildern Salzburg, das Neapel des Nordens; Berchtesgaden, das kleine Paradies des bairischen Gebirges; den Königssee mit seinem grünen Wasser, dem berühmten Echo, der gastlichen Bartholomäus-Insel, den jach aufsteigenden Bergwänden, über denen das schneebedeckte Haupt des Wazmann, von seinen Kindern umgeben, sich in die Wolken erhebt, den Gemsen, die man hier am ehesten noch zu Gesicht bekommt, der Eiskapelle endlich mit ihrem ewigen Eis am Fusse des Gebirges; den Obersee, den eine kurze Spanne Land nur von jenem scheidet und der in seinem schwermüthigen Charakter an die schottischen Seen erinnert, die wir aus Walter Scott's lebendigen Schilderungen kennen, als hätten wir sie alle mit eigenen Augen gesehen; den Hintersee, die Ramsau und wie sonst sie alle heissen, diese köstlichsten Perlen in der glänzenden Kette bairischer Alpen.

Ein ganz besonderes Interesse für den Fremden, vor allem den Nordländer, bieten die eigentlichen Alpenpartien, die ihm etwas Neues sind und ferner eine eigenthümliche Formation einzelner Gebirgsstellen, die man auf kurzer Strecke so häufig beisammen vielleicht nicht wieder findet, die sogenannten Klammen, wie man die Spalten zwischen 2 Felswänden nennt, durch die ein Gebirgswasser rauscht. Es sei mir vergönnt, für Beides noch die Aufmerksamkeit der Leser speciell in Anspruch zu nehmen. Reichenhall bietet den Vortheil, ohne grosse Beschwerden das Treiben in den Sennhütten kennen zu lernen, da einige derselben in seiner nächsten Umgebung ziemlich tief am Abhange des Gebirges liegen. Als am leichtesten zu besteigen empfehlen sich die Padinger- und Schroffen-Alp. Jene auf der grünen Matte am letzten Abhang des Staufen über dem Weiler Nonn erfreut das Auge beständig durch ihren lachenden Anblick, als winke sie gastlichen Ruf dem Thalbewohner zu; diese erreicht man, wenn man den Weg zum Molkenbauer jenseits der ersten Anhöhe, rechts einbiegend, verlässt und durch die sogenannte Teufelshöhle bergan steigt. Der Schroffen, auf dem sie gelegen, ist ein Abhang des Müllner-Horn. Jede dieser Alpen ist in einer Stunde etwa zu erreichen. Zwei Stunden bedarf man zur etwas beschwerlicheren Besteigung der Kugelbach-Alp, auch am Müllner-Horn gelegen, aber an seiner nordöstlichen Seite. Eine weitere Partie ist die auf die Stoisser-Alp, die ziemlich einen Tag in Anspruch nimmt, doch kann man dann damit den Besuch von Anger und Högelwörth bequem verbinden und die Besteigung der Alp selbst ist, wenn man, soweit es thunlich, fährt, in $2-2\frac{1}{2}$ Stunden ohne grosse Beschwerde zu bewerkstelligen. Sie liegt, nachdem man an der Teisendorfer Strasse links abgebogen, am nördlichen Abhang des Staufen, hart am Kamme des Gebirges, von dem aus eine weite Aussicht jede Mühe lohnt. Auf der westlichen Seite des Staufen befindet sich eine andere Alpe, die sogenannte Zwiesel-Alpe, zu Fuss etwa in 3 Stunden zu erreichen. Von dem Kamm über ihr soll man ziemlich die gleiche Aussicht haben, wie vom Kreuz auf dem Hohenstauffen. Seltener bestiegen werden der Schlegl und die Röthlbach-Alp, doch rühmen, die sie machten, auch diese Partien.

Dies sind die niedriger gelegenen Alpen, deren Besuch man Kurgästen, sofern sie überhaupt zu weiteren Fusspromenaden, selbst solchen, die mit Steigen verbunden sind, die nöthigen Kräfte besitzen, wohl anrathen kann. Auch Damen dürfen sich an sie ohne alle Scheu machen. Vor Partien auf höher gelegene Alpen warne ich Kranke nochmals. Sehr zu empfehlen sind sie dagegen allen denen, die von den Heilmitteln nur so nebenher profitiren wollen. Der Untersberg bietet 4 Stationen zu diesem Zweck: zu den 4 Kasern, dem Reichenhaller Hochthron, zu den 10 Kasern und dem Berchtesgadner Hochthron. Wer den Hohenstauffen erklimmen will, sieht sein Hauptziel, das Kreuz, bereits im Thal vor sich. Ganz besonders gerühmt wird die Reiteralpe, und endlich nenne ich noch das Sonntagshorn. Und wenn sich nun rüstige Steiger zusammen finden, um die hohen Alpen zu erklimmen, so werden das auch die anderen Gäste Abends zur freudigen Ueberraschung gewahr, denn, sobald es dunkelt, mag einer fragend zum andern treten:

„Seht ihr die Feuersignale auf den Bergen?"

Zum Zeichen, dass sie die höchsten Punkte der Berge wirklich erreichten, pflegen nemlich die Bergsteiger Abends mächtige Feuer auf ihnen anzuzünden, die dann als schöne Sterne weithin ins Land glänzen, und freundlich einen kleinen Theil an den Freuden des Alpensteigens die Kurgäste nehmen lassen, die eben von ihnen ausgeschlossen sind. Wer übrigens doppelten und dreifachen Genuss von der Besichtigung der hohen Alpen haben will, der suche sich einer der Partien anzuschliessen, deren in der Regel mehrere im Laufe der Saison Herr Apotheker Mack arrangirt. Er lernt dann auch aufs beste Geologie, Fauna, Flora etc. des Gebirges kennen und findet mannichfache dankenswerthe Belehrung.

Wer aus eigener Anschauung ersehen will, was der Gebirgsbewohner Klamme nennt, dem ist das in Reichenhall leicht gemacht durch die merkwürdiger Weise erst seit einigen Jahren aufgefundene Reischl-Klamm bei Kugelbach. Sie liegt, wie diese, am Müllner-Horn, links von der Strasse nach Inzell und ist in $^3/_4$ Stunden zu erreichen. Nur mache man von dem Anblick dieser Klamm en miniature nicht einen Schluss auf die grösseren und glaube, diese nun unbesucht lassen zu können. Ich habe von den grösseren nur die Schwarzbach-Klamm (auch Unkener- und Schwarzberg-Klamm genannt) bei Unken und die Wimbach-Klamm bei Ramsau kennen lernen, kann aber versichern, dass sie mit zu dem Grossartigsten gehören, was ich auf meinen vielfachen Gebirgsreisen gesehen habe. Im höchsten Maasse gilt diess von der ersteren. Ueber Schnaitzlreuth fährt man auf vortrefflicher Strasse der östreichischen Grenze westlich von Reichenhall zu, gewinnt bei dem Mauthhause eine prächtige Aussicht auf das fernere Gebirge, aus dem besonders schön die Lofer Höhen, dem Auge weit näher gerückt und freier erscheinend als in Achselmannstein, hervorragen, und erreicht das Badehaus zu Unken nach 2 Stunden. Ehe man den Weg zur Klamm antritt, stärke man sich hier durch ein Frühstück, vergesse auch nicht, einen Imbiss, namentlich etwas Wein mit auf die Wanderung zu nehmen, denn auf ihr findet man keine Gelegenheit zur Einkehr. Will man sich nicht überanstrengen, so bedarf man, kurze Rast eingerechnet, für hin und her ziemlich 6 Stunden, die weniger durch vieles Bergsteigen, als dadurch lästig werden, dass der Weg selten Schatten bietet. Es ist deshalb rathsam, einen kühleren Tag zu dieser Tour zu wählen; mir war ein drückend heisser, gewitterschwüler beschieden, und an ihm die sonnenreichsten Stunden von 10 — 4 Uhr. Wem es nicht darauf ankommt, eine Nacht zu opfern, wer die Hitze sehr scheut, der thut wohl daran, Mittags aus Reichenhall zu fahren, und nach der Rückkehr von der Klamm die Nacht in Unken zu bleiben. Das dortige Gasthaus ist gut. Für ältere oder schwächere Personen giebt es übrigens zu festen und nicht zu hohen Preisen ein paar Tragstühle. Ausserdem bedarf man eines Führers, der gleichzeitig das kleine Gepäck trägt, denn wohl versehen muss man sich mit Plaids u. d. gl., da es in der Klamm, grade an den heissesten Tagen, sehr kühl ist und man sich ohne diese Vorsichts-Maassregel heftig erkälten dürfte. Einen Vorschmack von dem Grossartigen, was ihn erwartet, hat der Wanderer in der kleinen Schwarzbach-Klamm, die etwa ein Stündchen vor der grossen liegt. Den Anfang der letzteren bildet eine mächtige Felsenhalle, in deren Höhe König Ludwig von Baiern die Inschrift

Gutta cavat lapidem non vi sed saepe cadendo

da hat einmeisseln lassen, wo sich der Eingang zu dem wunderbaren Gewölbe öffnet, das man nun auf einem mit sicherem Geländer versehenen bequemen Treppenstege betritt, den gleichfalls König Ludwig bauen liess. Die schmale Spalte der Klamm, die längs der Decke hinläuft, lässt das Tageslicht nur sparsam in diesen kolossalen Tempel der Natur einfallen, dessen hochanstrebende Wände in dem Halbdunkel einen um so erhebenderen Eindruck machen. Wohl 10 Minuten braucht man bis der Ausgang auf der Höhe erreicht ist, und hier zu Tage gekommen, hat man von dem, einige hundert Schritt höher gelegenen Försterhaus, noch eine schöne Aussicht in das Thal, während man sich für den Rückweg ausruht. An Wasser ist die Unkener Klamm in den Sommermonaten meistens nicht sehr reich, das aber thut dem grossartigen Eindruck, den die Felsengewölbe machen, nur wenig Abbruch. Nach Unken zurückgekehrt, tummele man sich mit dem Mittagsessen, damit man zur Rückfahrt ja noch das Tageslicht habe, und so die schönen Blicke, rückwärts in das Pinzgau hinein, vorwärts auf die Bairischen Alpen, später ins Saalachthal noch ein Mal bei Abendbeleuchtung geniesse. Ich aber rathe nochmals, ja diese Partie nach der Schwarzbach-Klamm nicht zu versäumen, und statte meiner Seits hier öffentlich den Wiener Freunden besonderen Dank ab, die mich zu ihr veranlassten. Sie verschafften mir damit einen der genussreichsten Tage meines Reichenhaller Aufenthaltes.

Wasserreicher, aber nicht so grossartig, ist die Seisenberg-Klamm, zu deren Besuch man von Reichenhall aus anderthalb Tage gebraucht. Man nimmt das Nachtquartier in Frohnwies im Pinzgau. Der Hinweg führt über Berchtesgaden durch die Ramsau oder über Jettenberg, Schwarzbachwacht zum Hintersee, von da über den Hirschbüchl nach Frohnwies, somit durch besonders schöne Gebirgsgegenden; der Rückweg aber über Lofer und Unken.

Einen überraschenden Anblick gewährt die wasserreiche Wimbach-Klamm, die man auf kurzem Gange von der Strasse zwischen Berchtesgaden nach der Ramsau erreicht. Geht ihr das Imposante der Schwarzbach-Klamm ab, so machen dagegen ihre hell vom Tageslicht beschienenen Felswände, von denen die krystallklaren Wässer gleich „Schleiern" herabrieseln, um den Fall des im eigentlichen Felsenbett lärmend dahin stürzenden Wildbachs zu mehren, sowie eine reiche Vegetation, die sich mitten zwischen den Wässern üppig lachend hervordrängt, einen überaus reizenden Eindruck. Zwei ganz verschiedene Bilder prägen sich durch die Unkener und die Wimbach's Klamm dem Gedächtniss ein, ein grossartig romantisches, ein lieblich idyllisches; man nehme ja beide mit nach Hause.

So viel von der Mannigfaltigkeit der schönen Umgebungen Reichenhall's. Man wird daraus ersehen, wie man kaum mit der gewöhnlichen Kur-Zeit ausreicht, um nur das Sehenswertheste ordentlich kennen zu lernen. Aber, höre ich meine Leser fragen, was thun bei schlechtem Wetter? Die einfache Antwort ist, dass bei solchem wohl jedes Bad ziemlich reich an Langeweile ist, denn die grossartigeren Zerstreuungen, Soirées, Bälle, Spiel, selbst Theater, eignen sich für gewissenhafte Kurgäste nicht, existiren also da, wo sie sich finden, für sie nicht. Achselmannstein gewährt aber in dieser Beziehung noch Vorzüge, insofern die Gesellschaft überhaupt nicht allzu gross ist, mehr, als anderwärts, auf kleinstem Raume sich concentrirt und so sich leicht engere Kreise in ihr bilden, die fester zusammenhalten und nun auch die schlechteren Tage sich zu kürzen verstehen. Zu grösseren Zusammenkünften bietet der Molken-Saal Gelegenheit, und die musikalischen Talente der Gesellschaft sind dann gern bereit, ihrerseits zur Unterhaltung beizutragen. Es wird in dieser Beziehung künftig wohl noch mehr geschehen, wenn erst ein stätiger Badecommissar sich zum Mittelpunkt des Badelebens macht und die Leitung geselliger Zusammenkünfte in die Hand nimmt. Im Kurhaus findet man ferner auch ein Billard, ein Zimmer zum Karten-, Schach-, Domino-Spiel; es sind mehrere Zeitungen ausgelegt, auch existirt in der Stadt eine leidliche Leihbibliothek. Und nun ist noch hervorzuheben, dass, weil man mitten im Freien lebt, man jede halbe Stunde um so leichter benutzen kann, die am Ende auch schlechte Tage zum Spazierengehen gewähren. Das wird durch gute Wege, die schnell trocknen, und auch dadurch erleichtert, dass in Reichenhall die üble Sitte, nur in feiner Toilette sich sehen zu lassen, noch nicht eingerissen ist, auch der Natur der Sache nach sich nie allzu breit machen wird. Das Leben im Gebirge, wenn man es ordentlich geniessen will, schliesst das aus. Die Bewohner des Kurhauses haben auch hier wieder den Vortheil, den Garten und die besten Wege, nach St. Zeno, an den Salinen, der Stadt zu, vor der Thür zu haben. Bisweilen geben die Reichenhaller dem Bade-Publicum noch Besonderes zum Besten durch ihr sehr lobenswerthes Liebhabertheater und ihre Liedertafel.

Wenn ich mich nun zur Besprechung der Heilmittel Achselmannsteins wende, so will ich nicht, wie schon gesagt, auf genaue Erörterung ihrer Natur, ihrer Wirkung, ihrer Indicationen und Contraindicationen u. s. f. eingehen, wie man sie bereits in vielen Schriften über ähnliche Kurorte findet. [1]) Dem Arzte würde ich damit nichts Neues sagen, dem Laien leicht zu viel. Eine kurze Schilderung, bei der auf die Eigenthümlichkeiten gerade des in Rede stehenden Kurortes Rücksicht genommen wird, genügt meinem Zweck vollkommen.

Ich nenne das einfachste und natürlichste Heilmittel zuerst, die Luft. Was die Gebirgsluft, was namentlich die Luft der Alpen für den Körper bedeutet, ist ein oft besprochenes Capitel. Die geringere Dichtigkeit der Luft, der schwächere Druck, den sie dadurch ausübt, die geringere Quantität Sauerstoffs in ihr neben dem Fehlen mancher schädlichen Bestandtheile, namentlich des Kohlenwasserstoffgases und der Ammoniak-Dünste, sind die Vorzüge der Alpenluft. Sie sind es, die durch richtiges Zusammenwirken die Expansion der Haut befördern, und zwar indem sie ihr das Blut in verstärktem Maasse zutreiben; sie vermehren die Thätigkeit im Gefässsystem überhaupt, sie beschleunigen die Respiration, sie wirken erregend und belebend auf das Nervensystem, sie führen schliesslich zu dem lebhafteren Stoffwechsel, der im Stande ist, im vermehrten Grade Krankes auszuscheiden und bessern Ersatz dafür zu geben. Alle diese Vorzüge aber bietet Achselmannstein in besonders hohem Grade, weil es der Luft in seinem Thale gleichzeitig, Dank sei es der üppigen Vegetation, der das Thal rasch durchfliessenden Saalach, den Verdunstungen aus den Sudwerken und Gradirhäusern, nicht an der nöthigen Feuchtigkeit gebricht. Die Lage Reichenhall's, 1407 Pariser Fuss über dem mittelländischen Meere [2]), ist eine mässig hohe, das Saalachthal ist ziemlich breit gestreckt, gegen Norden und Nordwesten durch besonders hohe Bergwände geschützt, den Ost- und Südwinden dagegen zugänglich, alles Momente, die für die Salubrität des dortigen Klima's von grosser Bedeutung sind. Während der Sommermonate pflegt ein ziemlich regelmässiger Windwechsel im Saalachthale stattzufinden und zwar der Art, dass am Tage Ostwind, Nachts Süd- oder Südwestwind weht. Gleichzeitig ist der Temperaturwechsel mit Sonnenuntergang ein bedeutender und mahnt zu grosser Vorsicht alle diejenigen, die zu Erkältungen geneigt sind. Auf allen Spazier-

[1]) Ueber Achselmannstein speciell in Prof. Dr. Ditterich's Schrift „Bad Achselmannstein bei Reichenhall als Alpenkurort etc. etc." München 1855.

[2]) S. Ditterich a. a. O. S. 63.

gängen und Ausflügen muss man dagegen gerüstet sein und nie versäumen, wärmere Kleidungsstücke mit sich zu führen. Ebenso kleide man sich Frühmorgens während der Promenade warm. Durch den Windwechsel und die Abkühlung der Luft während der Nacht kommt es, dass es drückend heiss nur ist, wenn schwere Gewitter drohen und im Hochsommer (Mitte Juli bis Mitte August) um die Mittagsstunden. Soll ich Aerzten noch einen besonderen Rath geben, so wäre es der, solche an den Athmungsorganen Leidende, die zu Blutungen disponiren, nicht während dieser heissesten Wochen nach Achselmannstein zu senden. Sie bekommen leicht Blutungen, werden dadurch kürzer oder länger in der Kur gestört und sehr niedergedrückt. Ich habe es mehremals beobachtet, dass in dieser Zeit an ein und demselben Tage ohne alle weitere Gelegenheits-Ursache mehrere Kurgäste Blutungen erlitten, und gerade solche, die bereits längere Zeit in Achselmannstein waren und vorher gleiche Zufälle nicht gehabt hatten.

Lungenkranken wird als ganz besonders wohlthätig die Luft an den Salinen empfohlen, und das mit Recht, da sie durch ihre grosse Feuchtigkeit, und dadurch, dass sie reichlich mit Salztheilen geschwängert ist, als ein Surrogat der Seeluft angesehen werden kann. Fleissiges Spazierengehen längs der Gradirhäuser, längeres Sitzen auf den dort angebrachten Bänken unterstützt die übrige Kur Lungenkranker gewiss wesentlich und sind für sie besonders rathsam an sehr heissen Tagen, an denen es selbst unter Mittag hier auf der Schattenseite frisch und angenehm ist. Immermann giebt aber in seinem Tulifäntchen den Rath:

„— — auch in der Tugend
halte Maass! — —“

Dies möchte ich den Leidenden in Achselmannstein insofern gleichfalls an's Herz legen, dass sie es mit dem ihnen angerathenen Aufenthalt bei den Gradirhäusern an sehr feuchten Tagen nicht übertreiben mögen, sie setzen sich sonst leicht Erkältungen aus, und in der That bedarf man im Saalachthale dann der künstlichen Seeluft nicht sehr. Es hat mir immer leid gethan, wenn auch bei regnichtem Wetter zu gewissenhafte Kurgäste mit Schirmen und Regenmänteln bewaffnet Stunden lang mit wahrer Todesverachtung an den Gradirhäusern umherwandelten, weil ihre heimischen Aerzte ihnen das besonders warm empfohlen hätten. Sie fühlten selbst, dass es ihnen nicht recht bekam, waren aber doch gehorsam. Auch in der Tugend halte Maass!

In concentrirterer Weise und mit sehr erhöhtem Temperatur-Grade findet man eine feuchte, salzreiche Luft im sogenannten Dampfbad in den Zimmern des Sudhauses und in kleinen Kabinetten des Badehauses der Kuranstalt, die zu dem Ende eigends eingerichtet sind. Der Reiz, den hier in erster Linie die Athmungsorgane, in zweiter die übrigen Schleimhäute und die äussere Haut erleiden, ist ein bedeutender, darf aber in seinen heilkräftigen Wirkungen keineswegs gleich geachtet werden demjenigen, der in dem äusserst wohlthätigen Dunstbade in Oynhausen geübt wird, wo Verdunstung und Temperatur durch das natürlich warme Quellwasser, das aus bedeutender Höhe in ein geschlossenes Bassin zurückfällt, bewerkstelligt werden. Ich glaube, dass das Soolen-, Dunst- und Dampfbad Achselmannsteins nur selten, mit grosser Vorsicht und nie ohne specielle Besprechung mit einem der dortigen Herren Aerzte gebraucht werden sollte.

Von den 20 salzhaltigen Quellen, die am Fusse des Grutenberges bei Reichenhall zu Tage kommen, sind die stärksten die Edelquelle, die Mitterquelle (jetzt mit jener vereint), der Plattenfluss, die Karl-Theodor-Quelle. Ihr Gehalt schwankt von $20\frac{1}{2}$—$24\frac{1}{2}$ pCt., während die anderen 16 nur 1—14 pCt. halten. Zu medicinischen Zwecken wird von allen diesen in Achselmannstein nur die stärkste, die Edelquelle, benutzt, während, wie schon früher bemerkt wurde, in Kirchberg nur schwächere Gradirsoole zur Anwendung kommt. Das Wasser der Edelquelle, das sich im Mittelstollen des Grubengebäudes, 47′ tief, 38′ unter dem Wasserspiegel der Saalach, in eine Dolomitmulde, und zwar zu 2,5 Kubikfuss in der Minute ergiesst, ist klar und farblos, von rein salzigem Geschmack und nach Herrn Apotheker Mack's Untersuchungen, von einer Temperatur von 11—13° R., je nach dem Wechsel der Temperatur der äussern Luft. Ihr specifisches Gewicht schwankt bei + 14—15° R. zwischen 1181,30 und 1181,60. [1]) Nach den Analysen, die in verschiedenen Jahren vom Salinen-Beamten Hrn. Möst, vom Apotheker Mack und vom Professor Buchner in München gemacht wurden, enthält sie nahezu 24 pCt. fester Bestandtheile, und zwar sind letztere in 1,000 Theilen:

Chlornatrium	224,363	Theile
Chlorammonium	0,025	„
Chlormagnesium	1,802	„
Brommagnesium	0,030	„
Schwefelsaures Natron . .	2,000	„
„ Kali . . .	0,612	„
Schwefelsaurer Kalk . . .	4,165	„
Kohlensaurer Kalk . . .	0,010	„
Kohlensaure Magnesia . .	Spuren	
Eisenoxyd, Thonerde	0,008	„
Kieselerde	0,011	„
Organische Substanzen . .	Spuren	
	233,026	Theile.

Der Gehalt an Kohlensäure, der, nach den der Dolomitmulde fortwährend entsteigenden Blasen, nicht unbedeutend ist, ist nicht näher constatirt worden.

Das Medicinalpfund = 16 Unzen = 7680 Gr. enthält obiger Analyse gemäss im wasserfreien Zustande:

[1]) Prof. Ditterich a. a. O.

Chlornatrium (Kochsalz)	1723,108 Gr.
Chlorammonium (Salmiak) . . .	0,192 „
Chlormagnesium (salzsaure Bittererde)	13,840 „
Brommagnesium (Brom-Bittererde) .	0,231 „
Schwefelsaures Natron (Glaubersalz)	15,360 „
„ Kali	4,700 „
Schwefelsauren Kalk (Gyps) . . .	31,987 „
Kohlensauren Kalk	0,077 „
Kohlensaure Magnesia	Spuren
Eisenoxyd } Thonerde }	0,061 „
Kieselerde	0,084 „
Organische Substanzen	Spuren
	1789,640 Gr. [1])

Im vorigen Jahre stand eine neue amtliche Untersuchung der Edelquelle sowohl als ihrer 19 Schwestern bevor, es ist mir indessen nicht zu Ohren gekommen, ob man damit bereits fertig ist. Eine Veröffentlichung der gewonnenen Resultate habe ich nicht gesehen.

Für den geringen Preis von 27 Kreuzern erhält man im Badehause in Achselmannstein ein Soolbad, ohne dass auf die Menge der dem Wasser zugesetzten Quantität Edelquelle Rücksicht genommen wird. Badekabinette sind für den gegenwärtigen Bestand der Kurgäste in ausreichendem Maasse vorhanden, und wenn nicht elegant eingerichtet, so doch wenigstens dem Zweck genügend, und namentlich sehr reinlich gehalten. Jede Wanne wird durch drei verschiedene Hähne mit Edelquelle und gewöhnlichem warmen und kalten Wasser gespeist, von denen der erste indess, sobald das Bad fertig hergerichtet ist, verschlossen wird, damit der Kranke nicht zu eigenem Nachtheil nach Willkür den Soolgehalt verstärken könne. Die Temperatur zu erhöhen oder zu verringern bleibt ihm unbenommen, doch kann er sich, wenn ihm dieselbe vom Arzt vorgeschrieben ist, oder nachdem er aus Erfahrung die ihm am meisten zusagende kennen gelernt hat, darauf verlassen, dass die Wärterin die richtige dem Bade gegeben hat. Die Leute haben darin in Achselmannstein eine seltene Gewissenhaftigkeit. Zu den guten und angenehmen Sitten gehört es, dass die Wanne mit einem frisch gewaschenen Leintuch ausgefüllt wird, ehe man das Wasser einströmen lässt. Ein grosses Leintuch und ein Handtuch werden, auf Verlangen erwärmt, gratis verabreicht. Für Erwachsene werden die Wannen mit 210 Maass (bairisch) Wasser gefüllt. Als ein recht starkes Bad kann ein solches betrachtet werden, dem 30 Maass Edelquelle zugefügt sind. Zu diesem Grade der Stärke aber steigt man nur allmälig. Das Richtigste ist, mit 5 Maass zu beginnen und in gewissen Pausen durch Zusatz von 1, 2, 3, 5 Maass auf ein Mal die Wirkung des Bades auf die Haut, die Innervation, den Stoffwechsel zu erhöhen. Ebenso bade man nicht gleich von vorn herein zu lange. Je nach dem Stande

[1]) Ditterich a. a. O.

der Kräfte, der Natur der Krankheit etc. beginne man mit 5 oder 6 Minuten und steige allmälig bis zu einer halben Stunde, was ich als Maximum bezeichnen möchte. Wer übrigens in Bezug auf Soolenmenge und Dauer des Bades gewissenhaft handeln will, versäume nicht, einen der Herren Aerzte zu consultiren und gerade in dieser Beziehung ihrem erfahrenen Rath zu folgen. Zur Controlle der Wärme und des Soolegehalts findet der Kranke in jedem Badekabinette einen Thermometer und einen Soolemesser. Der Arzt möge auch die Temperatur des Bades bestimmen. Gewöhnlich wird zu 26° gebadet, je nach Umständen aber kühler oder heisser. Was die Tageszeit zum Baden anlangt. so glaube ich, dass Jeder, der es vertragen kann, gut thut, sein Tagewerk mit dem Bade zu beginnen, und dann die Molke zu trinken und den erforderlichen Spaziergang zu machen. Beide Heilmittel wirken dann auf den noch nüchternen Körper gewiss doppelt kräftig ein, und der Spaziergang nach dem Bade ruft eine höchst wohlthuende Reaction hervor. Die körperliche Bewegung, die nach dem Seebade nothwendig ist, ist nach dem Soolbad, namentlich wenn man es nicht zu heiss nimmt, sicher nicht vom Uebel. Wer nun aber diese Reihenfolge nicht beobachten kann, der muss zuerst die Molken trinken, denn diese warten, weil sie warm sind, nicht auf ihn, nach seinem Spaziergange frühstücken und erst in den späteren Vormittagsstunden das Bad nehmen.

In geeigneten Fällen wird die Wirkung der Soolbäder noch durch Zusatz von Mutterlauge, jenen flüssigen Rückstand, der nach dem Sieden der Soole und der Crystallisation des Salzes in den Pfannen zurückbleibt, erhöht werden können, und wird dieser Zusatz je nach Umständen zu 1—5 Maass erfolgen. Allen bisherigen Untersuchungen nach scheint die Reichenhaller Mutterlauge Nichts der Kreuznacher, die bisher in besonders hohem Ansehen stand, nachzugeben, und findet auch der Laie täglich in der Mack'schen Apotheke Gelegenheit, sich durch leichte Versuche von dem bedeutenden Gehalt derselben an Jod und Brom zu überzeugen. Prof. Buchner hat die Mutterlauge gleichfalls einer eingehenderen chemischen Analyse unterworfen und in 16 Unzen gefunden:

Chlornatrium	1387,442	Gr.
Chlorkalium	43,993	„
Chlorammonium	0,123	„
Chlormagnesium	428,861	„
Brommagnesium	9,349	„
Jodmagnesium	Spuren	
Schwefelsaure Magnesia . .	76,150	„
Chloreisen	Spuren	
Organische Substanz . . .	Spuren	
	1945,918	Gr.

Während sie also weniger Kochsalz enthält, zeichnet sich die Mutterlauge vor der Edelquelle durch ihren höheren Gehalt an Chlormagnesium, Brommagnesium und Bittersalz aus. Den grossen Gehalt an Jod hat

Herr v. Liebig bei seiner Anwesenheit in Reichenhall während des vorigen Sommers nachgewiesen. Ein wie bedeutendes Mittel die Mutterlauge ist, weiss jeder Arzt, und es ist dem Kranken um so mehr anzurathen, nicht etwa willkürlich bei den Bädern auch die Mutterlauge mit in Gebrauch zu ziehen, und das bei sich selbst durch den unglücklichen Volksglauben „Viel hilft viel“ zu rechtfertigen. Es könnte ihm das die ganze Kur verderben. Wem also in dieser Beziehung nicht bestimmte Anweisungen von seinem Hausarzt mitgegeben sind, der befrage sich ja an Ort und Stelle, ehe er das Soolbad durch Mutterlauge verstärkt. Es sei mir bei dieser Gelegenheit erlaubt, mein Verwundern darüber zu äussern, dass die sonst so umsichtige Salinenverwaltung Reichenhall's die Mutterlauge noch nicht in den Handel gebracht hat. Bei der grossen Beliebtheit dieses Kurmittels würde die kräftige Reichenhaller Mutterlauge gewiss einen nicht unbedeutenden Absatz finden und, wenn auch in bescheidnem Grade, die Revenüen des Salzwerkes mehren. Vielleicht wird das geschehen, wenn die amtlichen Analysen festgestellt sind und man dem Publicum einen noch genaueren Nachweis über die Zusammensetzung, somit Wirksamkeit dieses Muttersalzes geben kann. Es ist schwer, von vorn herein die Zahl der zu nehmenden Bäder festzusetzen, und wird man auch in dieser Beziehung den Rath eines Arztes während der Kur nicht entbehren können. Die Badekrisen treten je nach der Individualität des Kranken und der Krankheit sehr verschieden auf und ihre Zeichen entgehen dem Badenden oft, wenn er sich nicht über die Vorkommnisse mit dem Arzt bespricht. Auch zur Beantwortung der Frage bedarf er des letzteren Rath, ob er hintereinanderfort baden soll, oder besser Pausen eintreten lässt. Vierzehn Bäder in 4 Wochen bekommen vielen Kranken weit besser als acht und zwanzig. Dass übrigens in Achselmannstein die Zahl 7 ihre Rolle spielt, wie in anderen Bädern, dass man also 7, 14, 28 etc. Bäder nimmt, versteht sich von selbst. In den einzelnen Bade-Kabinetten findet man auch die nöthigen Vorkehrungen zu Regen-, Spritz- und Douche-Bädern; auch kann man natürlich einfache Wasserbäder bekommen und zahlt für diese nur 21 Kreuzer.

Das Ainringer Moos in der Gegend von Teisendorf giebt Gelegenheit zum Gebrauch recht kräftiger Moorbäder. Der frische, braune, fettige Moor, der nach einer Analyse des Herrn Apotheker Mack Humus, Quellsäure, Quellsalzsäure, phosphorsaure, kohlensaure, schwefelsaure Salze, Kieselerde, Thonerde, Eisenoxyd, Kalk und Bittererde, viel Barégin, Silikat und Eisen enthält, wird zu dem Ende mit Edelquelle vermengt, und zu allgemeinen oder localen Bädern hergerichtet. Bis jetzt werden diese Moorbäder verhältnissmässig wenig benutzt; sie sind aber gewiss grösserer Beachtung zu empfehlen und möchte es um deswillen wünschenswerth sein, wenn der Moor noch eingehenderen Analysen unterzogen würde, die Herren Collegen in Reichenhall aber ihre Erfahrungen über seine Wirkungen veröffentlichten. Grade die Mischung eines gewiss kräftigen Moores mit einer so kräftigen Soole, wie die Edelquelle, dürfte vollste Beachtung verdienen.

Die Edelquelle wird endlich auch in inneren Gebrauch gezogen, und zwar vorzugsweise von denen, die durch den Genuss der Molken verstopft werden. Man giebt dann 1 — 2 — 3 Löffel derselben, je nach Bedarf, in ein gewöhnliches Glas Wasser oder Molke. Ich kann die letztere Mischung, deren man sich häufig bedient, nicht loben, da ich finde, dass dadurch die Wirkung beider Heilmittel alterirt wird. Ich rathe mehr, gleich im Moment des Aufstehens auf dem Zimmer die Edelquelle mit Wasser zu trinken, es geht dann auch für diejenigen, die die Molken vor dem Bade trinken, immer noch eine Zeit hin bis zum Genuss derselben; oder auch einige Zeit nach dem Frühstück. Wer die Wirkung des Abführmittels erst nach mehreren Stunden verspürt, thut auch ebenso gut, dies Soolwasser Abends vor Schlafengehen zu nehmen, wo es dann bereits vor Beginn der Molken seine Schuldigkeit thut und diese ihm um so weniger Beschwerden machen. Mit Professor Radius [1]) glaube ich, dass für scrophulöse Kinder, deren man in Achselmannstein ja ein gut Theil trifft, der regelmässige Gebrauch der Edelquelle in kleineren Quantitäten ein vortreffliches auflösendes Mittel sein würde, ähnlich wie die zum inneren Gebrauch hergerichtete Wittekinder Soole, die ein so geschätztes Heilmittel geworden ist. Es sei noch bemerkt, dass man Morgens im Molkensaal stets eine Portion Edelquelle zu beliebigem Gebrauch aufgestellt findet, sie sonst aber auch jeder Zeit im Kurhause haben kann.

Das zweite Hauptmittel, welches in Achselmannstein zur Anwendung kommt, sind die Molken. Herr Rinck hat, um die Molkenbereitung selbst in die Hand zu nehmen, zwischen Reichenhall und Jettenberg, am westlichen Abhange des Lattengebirges 2 grosse, schön gelegene Alpen angekauft, und diese mit einer beträchtlichen Zahl Ziegen bevölkert. Im Thale befinden sich die Ställe und das Siedehaus, in welchem durch zweimalige Scheidung die Molke dargestellt wird. Zuerst wird nemlich die Hauptmasse des Käsestoffes der Milch mittelst Lab entfernt, dann aber fällt man die noch zurückgebliebenen Reste durch Milchsäure vollends. Es bleibt nun eine nicht ganz klare, gelb-grünliche Flüssigkeit von etwas süsslich-fadem Geschmack zurück, die man sofort in wohlverschlossenen Kübeln nach Achselmannstein transportirt, um dort warm verschenkt zu werden. Die meisten Kurgäste werden hier, wie anderwärts, die ersten Male die Molke nicht ganz ohne Widerwillen trinken. Es verliert sich das aber bald, und dann mundet die warme, den Schleimhäuten so wohlthuende Flüssigkeit ganz gut. Als die besonders wirksamen Bestandtheile der Molke gelten bekanntlich das Pepsin und der Milchzucker. Gewiss mit Recht hebt Professor Ditterich a. a. O. aber als dritte heilsame Potenz die Salze derselben hervor, und theilt zu näherer Begründung dieser Ansicht eine Analyse des Rückstandes nach dem Abglühen von 16 Unzen Molken und nach Entfernung der Kohlen und Kohlensäure mit, die unter Professor Buchner's Leitung gemacht wurde. Man fand:

[1]) Deutsche Klinik a. a. O.

Chlorkalium	19,82 Gr.
Chlornatrium	7,90 „
Kali	7,47 „
Kalk	2,11 „
Bittererde	1,11 „
Eisenoxyd	Spuren
gebunden an	
Phosphorsäure	6,50 „
Schwefelsäure	0,94 „
Kieselsäure	Spuren
	45,85 Gr.

Hiernach würde ein Maass Alpenziegenmolken beinahe 2 Quentchen Mineralsalze enthalten, der Kranke also mit jedem Becher Molke (dasselbe enthält 6 Unzen) 17 $^1/_5$ Gr. Salze einnehmen, was bei Beurtheilung der Wirkung gewiss wesentlich in Anschlag gebracht werden darf. Für die Molke entrichtet man täglich den sehr mässigen Preis von 12 Kreuzer, ohne dass auf das genossene Quantum Rücksicht genommen wird. Man beginnt die Kur mit einem Becher, steigt nach 4, 6, 8 Tagen zu 2, nach gleicher Pause zu 3 Bechern, ein Quantum, welches für die Mehrzahl der Fälle gewiss als ein Maximum zu betrachten ist. Nur selten werden 4 Becher angerathen und, was darüber hinausgeht, ist sicher vom Uebel. Im Allgemeinen kann man auf eine gelind auflösende Wirkung der Molke rechnen, in Ausnahmefällen dagegen bereitet sie lästige, wässrige Diarrhöe oder Verstopfung. Im ersteren Falle muss man das genossene Quantum verringern, ganz pausiren, bis sich die Affection des Darmkanals verloren hat, und vielleicht nur ein um den andern Tag mit dem Molkentrinken fortfahren; im letzteren Falle dagegen muss man durch zweckmässige Mittel nachhelfen. Der vorerwähnte Genuss der Edelquelle passt dazu aber keineswegs für Jedweden, es müssen häufig andere geeignete Mittel gewählt werden. Man ersieht hieraus wieder, dass man des Rathes eines Arztes sich nicht entschlagen darf. Auch das kommt nicht selten vor, dass der Appetit schlecht, der Magen beschwert wird, die Zunge sich belegt. Auch hier muss die Quantität der Molke regulirt, dieselbe ganz ausgesetzt oder ein zweckentsprechendes Corrigens genommen werden.

Als solches empfiehlt sich neben den Molken überhaupt der Kräutersaft, der deshalb auch von den meisten Kurgästen 1 $^1/_2$—2 Stunden vor dem Mittagsessen im Molkensaale oder in der Apotheke genossen wird. Die letztere gestaltet sich dadurch zu einer Art Börse von Reichenhall, wo man sich täglich zu kurzer Zwiesprache, zur Beredung etwaiger Partien, zum Austausch des Erlebten trifft. Ich gestehe offen, dass mir der Kräutersaft in der Apotheke weniger schlecht gemundet hat, als im Kursaal, jedoch waren Andere anderer Meinung. Uebrigens wird immer die grössere Nähe des Molkensaales oder der Apotheke von der Wohnung das hauptsächlich bestimmende Moment abgeben, da die Mehrzahl der Gäste Mittags weitere Wege scheut. Ich habe oben absichtlich gesagt, der Kräutersaft mundete mir „weniger schlecht", denn ich habe, trotzdem mir grade dieses Mittel die vorzüglichsten Dienste leistete, bis zum letzten Tage es nicht ohne Ueberwindung genommen und diejenigen nicht verstanden, die es mit Genuss nahmen. Deshalb waren mir die Pfeffermünzküchelchen, die Herr Mack als Belohnung präsentirte, stets sehr willkommen. Man nimmt von dem Kräutersaft 1—2—3 Unzen pro dosi und zahlt für jede Unze 6 Kreuzer. An Tagen, wo man weitere Partieen macht, nimmt man ihn sich, um nicht auszusetzen, in kleinen Fläschchen mit, die man zu dem Ende im Molkensaal, wie in der Apotheke antrifft. Herr Apotheker Mack hat den Kräutersaft durch Versetzen mit Zucker auch zum Versenden geschickt gemacht, und verkauft die kleine Flasche davon zu 1 Thlr. 10 Sgr. (2 Fl. 24 Xr.). Er hält sich auf diese Weise mehrere Monate lang und viele Kurgäste nehmen sich ihn zu weiterem Gebrauch in dieser Form mit in die Heimath.

Gewonnen wird der Kräutersaft aus den Pflanzen *Veronica Beccabunga*, *Nasturtium aquaticum*, *Leontodon taraxacum*, *Menianthes trifoliata*, *Tussilago Farfara*, die sämmtlich in vorzüglichster Güte um Reichenhall wachsen und täglich frisch zum Auspressen durch zuverlässige Leute des Herrn Rinck und Herrn Mack gesammelt werden. Die hauptsächlichsten Bestandtheile des Kräutersaftes sind bekanntlich bitterer Extractivstoff (in vorwiegender Quantität), Gummi, Harz, Gerbstoff, ätherisches Oel, Schleimzucker, Eisen und verschiedene Salzbasen, theils an vegetabilische, theils an mineralische Säuren gebunden. In Bezug auf letztere theilt wieder Professor Ditterich a. a. O. eine Analyse mit, die unter Aufsicht des Herrn v. Liebig gemacht wurde. Darnach gewinnt man aus 100 Theilen eines zur Consistenz des Extractes eingedickten Kräutersaftes, 10,83 Asche und in ihr

Chlorkalium	12,98
Kali	28,36
Natron	2,78
Kalk	14,24
Bittererde	6,77
Eisenoxyd	0,93
Mangan	Spuren
Kupfer	„
Schwefelsäure	10,38
Phosphorsäure	6,59
Kohlensäure	16,72
Kieselsäurehaltige unlösliche Bestandtheile	0,25
Jod	Spuren
	100,00

Diesem gemäss enthält also eine Unze des eingewässerten extractdicken Kräutersaftes 51,98 Gr. fixe Bestandtheile und zwar:

Chlorkalium	6,74 Gr.
Kali	14,74 „
Natron	1,44 „

Kalk	7,40 Gr.
Bittererde	3,52 „
Eisenoxyd	0,49 „
Mangan, Kupfer, Jod	Spuren
Schwefelsäure	5,40 „
Phosphorsäure	3,42 „
Kohlensäure	8,70 „
Kieselsäurehaltige unlösliche Bestandtheile	0,13 „ [1])
	51,98 Gr.

Der ausgepresste Kräutersaft zählt seit langer Zeit zu den vorzüglichsten Mitteln und wird aller Orten in jedem Frühjahr vielfach in Gebrauch gezogen. Dass seine Wirkung sich mit der Güte der Kräuter potenzirt und dass diese wieder ihren Culminationspunct in den Alpen erreicht, sind zu bestimmte Thatsachen, als dass ich sie näher zu erörtern nöthig hätte. Die Herrn Collegen werden deshalh nicht unterlassen, Kranke, die sie nach Reichenhall senden, gleichviel ob sie Molken trinken sollen, ob der Gebrauch der Soolbäder für sie die Hauptsache ist, oder sie nur die Gebirgsluft suchen, auf dieses schöne Medicament aufmerksam zu machen und ihnen die nöthige Anweisung in dieser Hinsicht mitzugeben!

Mit dieser gedrängten Darstellung der Heilmittel Achselmannstein's bin ich an den Schluss meiner kleinen Arbeit gelangt. Möge sie ihren Zweck erfüllen, d. h. möge sie die Aerzte unseres Vaterlandes aufs Neüe auf eine der vortrefflichsten Molken-Anstalten, eines der kräftigsten Soolbäder, sowie auf die Vorzüge der Lage und des Klima's von Reichenhall aufmerksam machen und so dem schönen Saalachthal immer mehr Kurgäste zuführen helfen. Dazu füge ich noch den lebhaften Wunsch, es möge die hohe Regierung des Königreichs Baiern fort und fort die regste Theilnahme der weiteren Entwickelung dieses neusten, so überaus wichtigen Gliedes in der reichen Kette bairischer Heilquellen bewahren. Die bedeutende Zukunft, die ohne alle Frage Achselmannstein bevorsteht, wird jede ihm zugewandte Sorgfalt reichlich lohnen, und diese unzähligen Leidenden zu Gute kommen. Möge aber auch dann, und die Zeit ist nicht fern, wenn die schnaubenden Dampfrosse die stillen Thäler der Alpen selbst durchfliegen, dem Leben in Achselmannstein die Einfachheit erhalten bleiben, die ihm, entsprechend seinen Umgebungen, bis heute zum besonderen Vorzug gereicht; möge es für immer bewahrt bleiben vor dem zweifelhaften Ruhme eines sogenannten Luxusbades! Damit sage ich für diess Mal Reichenhall und dem geneigten Leser Lebewohl!

[1]) Ditterich, a. a. O. S. 104.

Inhalt.

MIX
Papier | Fördert gute Waldnutzung
FSC® C083411

Kolibri 360 GmbH
Ferdinand-Jühlke-Straße 7
99095 Erfurt, Deutschland
produktsicherheit@kolibri360.de